I0838805

Abitudini e nutrizione contro la calvizie

Cesar Gonzalez Andrade

Scopri i benefici della nutrizione scientificamente provato per prevenire la calvizie o l'alopecia.

Cesar Gonzalez Andrade

Al momento della pubblicazione di questo libro gli articoli a cui si fa riferimento sono liberamente accessibili sotto la licenza Creative Commons (CC BY), questa licenza consente ad altri di distribuire, remixare, adattare e sviluppare il proprio lavoro, anche commercialmente, a condizione che diano credito per la creazione originale, né i loro autori o editori hanno partecipato alla creazione di questo libro, ma i suoi risultati sono serviti per l'indagine degli argomenti discussi qui e nella bibliografia è l'accreditamento ai loro articoli.

Avvertimento

Le scienze della salute come la nutrizione sono un campo in continua evoluzione e quindi le informazioni contenute nel presente documento possono variare. Questo libro è di natura informativa e le informazioni presentate non devono essere prese come sostituto di una prescrizione, diagnosi o trattamento medico. L'autore non è responsabile per i danni causati dall'omissione di questo avviso. Si consiglia sempre di consultare un medico o un nutrizionista.

Indice

Prefazione

Risolvere i nostri problemi di salute con informazioni affidabili, in modo più naturale e senza ricorrere a farmaci o interventi chirurgici; è quello che tutti cerchiamo, tuttavia, le informazioni che troviamo su Internet sono spesso confuse, contraddittorie o sbagliate e non risolvono i nostri problemi.

Abbiamo anche le informazioni che possiamo trovare nei libri, tuttavia, qui abbiamo un altro problema, i libri disponibili sono di solito di due tipi: il primo è un libro facile da leggere e capire, ma con informazioni inaffidabili, il secondo è un libro con informazioni accurate e scientifiche ma difficile da leggere, con molti tecnicismi e poche o nessuna raccomandazione pratica.

Pertanto, in questo libro riuniamo il meglio di entrambe le parti:

Le informazioni presentate in questo libro sono state ottenute da articoli di ricerca scientifica pubblicati su riviste scientifiche indicizzate, la fonte più affidabile in termini di problemi di salute. Con queste informazioni puoi intraprendere azioni per migliorare la tua salute e con risultati migliori.

In tutti gli articoli scientifici viene gestito un linguaggio molto tecnico, con figure e formule molto complesse, che spiegano la metodologia utilizzata, e i risultati sono solitamente spiegati statisticamente, ma in questo libro troverai le informazioni dei risultati e le loro conclusioni in modo molto più chiaro e soprattutto pratico, in modo da poterlo utilizzare a tuo vantaggio.

Gli articoli recensiti e citati in questo libro sono le pubblicazioni di ricercatori con dottorato di ricerca o post-dottorato nell'argomento di questa pubblicazione. Affinché questi articoli possano essere pubblicati su riviste indicizzate devono essere sottoposti a revisione paritaria, il che significa che i loro risultati sono esaminati da altri scienziati nella stessa area di ricerca, per confermare che i loro risultati sono corretti.

In tutto il libro troverete apici come questo: (^{1}) alla fine di alcune frasi o paragrafi, questa affermazione può essere utilizzata per trovare in bibliografia l'articolo scientifico da cui sono state ottenute le informazioni citate. Inoltre, troverai in corsivo il nome scientifico della specie per poterlo differenziare dal resto del testo.

Esistono diversi tipi di ricerca, come i saggi in vitro, che si concentrano sullo studio di cellule o microrganismi; c'è anche la ricerca osservazionale, dove vengono descritti solo i fatti che il ricercatore osserva in prima persona senza eseguire alcun intervento. Tuttavia, per questo libro la maggior parte della ricerca che è stata consultata erano studi clinici sull'uomo e studi randomizzati controllati. I risultati di quest'ultimo tipo di

ricerca sono considerati i più accurati e affidabili in termini di salute.

Introduzione

La calvizie è la perdita di capelli sulla testa o su qualsiasi altra parte del corpo. Nelle scienze mediche è noto come alopecia. Normalmente la perdita dei capelli avviene gradualmente, e lo notiamo dai capelli sul cuscino, sul pavimento del bagno durante il bagno e sui nostri vestiti. Dopo un po 'abbiamo iniziato a notare parti della nostra testa con meno capelli di prima.

I capelli vengono prima indeboliti da numerosi fattori che esamineremo in questo libro, e poi finiscono per perdere il follicolo pilifero, che è la parte della pelle in cui nascono i capelli. Perché i capelli nascono dal cuoio capelluto mantenere la pelle sana è importante per prevenire la caduta dei capelli

La perdita dei capelli può colpire emotivamente molte persone, causando depressione a causa del cambiamento nella loro immagine corporea e in questi casi, è consigliabile parlare con persone che stanno attraversando la stessa cosa e quindi sostenersi a vicenda.

La perdita dei capelli lascia anche la pelle della testa esposta ai raggi UV del sole, l'esposizione prolungata a questi raggi può portare al cancro della pelle.

Questo libro è diviso in due parti, nella prima parte troverai unaspiegazione più dettagliata sull'alopecia, come i diversi tipi di alopecia che esistono e le loro principali differenze. Troverai anche le cause più comuni per una persona di perdere i capelli, come dieta, genetica, genere, abitudini di vita e qualità della vita.

Nella seconda parte esamineremo alcuni alimenti che dovremmo consumare per evitare la caduta dei capelli e migliorare la salute del nostro cuoio capelluto e del nostro sistema immunitario che è particolarmente importante nella perdita di capelli nei bambini.

Parte 1: Comprendere il problema

L'alopecia è considerata un problema di salute e il primo passo nel trattamento è ammettere che è sofferta o che può essere sofferta. Non dovremmo aspettare che progredisca, è meglio prevenire.

Per risolvere un problema, dobbiamo capirlo, ecco perché in questa prima parte spiegheremo i diversi tipi di alopecia che esistono e le loro differenze nell'aspetto e nelle cause.

Diversi tipi di alopecia

Alopecia normale.

È l'alopecia più comune nella popolazione, soprattutto negli uomini, si sviluppa progressivamente nel corso degli anni. Normalmente la caduta dei capelli inizia all'età di 25 anni e continua per tutta la vita. L'aumento delle persone e l'età più giovane sul pianeta soffrono di alopecia.

Questo tipo di alopecia è correlato alla genetica, se i nostri genitori hanno l'alopecia, è probabile che anche in futuro avremo l'alopecia, ma anche le abitudini e la dieta sono importanti, sebbene i nostri genitori non abbiano l'alopecia, possiamo presentare perdita di capelli se abbiamo una cattiva alimentazione e abitudini malsane nella cura dei capelli. L'alopecia può essere prevenuta, diminuita o ritardata dall'esordio.

Alopecia areata.

Questo tipo di alopecia è meno frequente nella popolazione; tuttavia, è più comune nei bambini e nelle donne rispetto alla normale alopecia. L'alopecia areata è una rapida perdita di capelli in aree specifiche del cuoio capelluto, spesso lasciando piccole aree rotonde senza capelli. È una malattia autoimmune, questo significa che il sistema immunitario o di difesa del corpo attacca i capelli, causando infiammazione e perdita di capelli.

Se tu o un minore, sai che soffre di alopecia areata si consiglia di andare dal medico per analizzare meglio la tua situazione. Inoltre, nella seconda parte di questo libro troverai raccomandazioni specifiche per migliorare il sistema immunitario, evitare l'infiammazione del cuoio capelluto e prevenire la caduta dei capelli.

Perdita di capelli modello femminile

Questo tipo di perdita di capelli inizia nella parte anteriore della testa, dalla fronte alla nuca e come suggerisce il nome è più comune nelle donne che negli uomini. A differenza dei precedenti tipi di alopecia, nel modello femminile la genetica della perdita dei capelli non è importante, se le madri hanno questo tipo di alopecia, è improbabile che le figlie lo ereditino. Le abitudini e la dieta che hanno causato la perdita di capelli nella madre sono più rilevanti in modo che la figlia non le ripeta.

Questo tipo di perdita di capelli si verifica soprattutto nelle donne di età compresa tra 30 e 40 anni. È facile da prevenire cambiando certe abitudini e prima vengono corrette, minore [1] sarà la perdita di capelli.

Cause di alopecia

Obesità.

L'obesità ha una correlazione comprovata con l'alopecia. Per determinare se una persona è obesa richiede la diagnosi di un nutrizionista, perché devi anche considerare cose come età, sesso e livello di massa muscolare.

L'obesità genera infiammazione nel cuoio capelluto e un'alterazione del sistema immunitario che inizia ad attaccare le cellule del follicolo pilifero che generano i capelli sulla testa.

L'obesità e il sovrappeso nei bambini sono anche legati a una probabilità maggiore del 46% di perdita di capelli pediatrica, questa relazione aumenta di più se il bambino ha insulino-resistenza o insorgenza del diabete. Inoltre, c'è anche un aumentato rischio di perdita di capelli se i genitori hanno anche obesità o diabete.[2]

Fumo.

Il fumo è correlato a molte malattie, e questa non fa eccezione, soprattutto per l'alopecia areata.

Alcuni composti chimici che vengono rilasciati quando si fuma producono un'infiammazione generale del corpo, perché il corpo li riconosce come sostanze nocive, oltre all'esposizione al fumo di sigaretta colpisce direttamente la pelle, compreso il cuoio capelluto ed è per questo che è anche consigliabile stare lontano dalle persone che fumano, specialmente negli spazi chiusi.

I fumatori hanno l'88% in più di probabilità di sviluppare alopecia areata rispetto ai non fumatori della stessa età. Anche il tempo e la quantità contano, perché i fumatori che hanno più di 10 anni di fumo di sigaretta hanno il 125% in più di probabilità di sviluppare l'alopecia areata rispetto a una persona normale, e quelli che fumano più di dieci sigarette al giorno hanno il 103% in più di probabilità.

Steroidi androgeni anabolizzanti

Gli steroidi sono ormoni sintetici utilizzati dagli uomini che vogliono aumentare la loro massa muscolare insieme all'esercizio fisico, di solito applicato per iniezione. Questi ormoni possono interrompere il normale processo di crescita dei capelli nel follicolo pilifero, indebolendo i capelli e alla fine producendo la loro perdita di capelli.

Si stima che il 14,7% degli uomini che usano steroidi regolarmente nelle palestre hanno perdita di capelli, ma anche l'uso di steroidi può influenzare le donne.[3]

Questa perdita di capelli può essere reversibile se gli steroidi non vengono più consumati, ma il loro consumo prolungato insieme ad altri fattori che influenzano i capelli e sono menzionati in questo libro, può causare alopecia permanente.

Disturbi del sonno

Una normale routine del sonno è da 7 a 8 ore di sonno e sentirsi riposati alla fine, senza incubi o mancanza di respiro. I disturbi del sonno possono far sentire le persone stanche anche dopo aver dormito, possono anche ridurre le ore di sonno e sono causati dallo stress nella vita personale o lavorativa.

Diversi studi hanno studiato la relazione tra alopecia e disturbi del sonno. I risultati sono stati piuttosto diversi, da una probabilità maggiore del 400%

disviluppare qualche tipo di alopecia a solo l'11,4% in più di probabilità. Pertanto, è consigliabile valutare se il miglioramento della qualità del sonno diminuisce la caduta dei capelli e valutare se i disturbi del sonno sono gravi.

I disturbi del sonno causano una maggiore perdita di capelli nelle donne di età compresa tra 30 e 40 anni.[1]

Stress

La definizione di stress in questo libro è una tensione costante durante il giorno, una mancanza di gioia e un malcontento lavorativo.

Lo stress può causare mancanza di crescita dei capelli, perdita di colore e aumento della perdita di capelli. È più comune nelle donne che negli uomini e la perdita di capelli può durare molto più a lungo, anche se la causa dello stress è scomparsa.[4]

È importante differenziare lo stress cronico da una situazione di passaggio come la consegna di un importante progetto sul lavoro, una volta che la situazione finisce lo stress scompare, ma lo stress cronico continua per settimane.

Oltre alle raccomandazioni presentate in questo libro, si consiglia di andare dallo psicologo per gestire lo stress cronico, soprattutto se è stato sofferto insieme alla depressione o a qualche altro problema psicologico.

Acconciature al contrario

Le acconciature all'indietro o tenendo i capelli sulla parte posteriore della testa con una giarrettiera sono correlate alla perdita di capelli con un modello femminile, e quindi colpiscono le donne più degli uomini, tuttavia, gli uomini possono anche sviluppare questo tipo di alopecia se si pettinano costantemente i capelli all'indietro.[1]

È un danno fisico al follicolo pilifero dalla tensione esercitata dai capelli legati. Questo tipo di danno può essere permanente. Le donne che per il loro lavoro devono avere i capelli legati hanno bisogno di evitare questo tipo di acconciatura nei loro momenti liberi.

Clima

La perdita di capelli nei bambini si verifica in determinati mesi dell'anno secondo le osservazioni fatte nelle ultime ricerche.

Ecco perché è stata studiata la correlazione del clima con la perdita di capelli nei bambini e sono stati trovati i seguenti risultati:

L'aumento dell'esposizione ai raggi UV nei mesi estivi è correlato a una probabilità inferiore del 60% di perdita di capelli nei bambini. Una minore esposizione ai raggi UV può ridurre la concentrazione di vitamina D nel sangue che può alterare il sistema immunitario. La perdita dei capelli è più comune se il bambino ha problemi con il proprio sistema immunitario. [5] Tuttavia, l'esposizione prolungata ai raggi UV del sole può causare il cancro, la raccomandazione è di 10 minuti di esposizione diretta al sole al mattino o al pomeriggio, ma non a mezzogiorno.

Parte 2: Abitudini e nutrizione

Le abitudini sono le azioni che svolgiamo ogni giorno di routine e queste possono essere buone o cattive per la salute. Quando generiamo un'abitudine, possiamo farlo senza alcuno sforzo ed è per questo che cambiarli è così difficile.

L'alimentazione è l'ottenimento dei nutrienti necessari ed essenziali che possono essere ottenuti solo attraverso i giusti alimenti, per mantenere un buon stato di salute.

Con i cambiamenti nelle abitudini e nella nutrizione possiamo migliorare la salute dei nostri capelli e quindi evitare, diminuire o ritardare la caduta dei capelli.

Alimentazione sana

Soia

La soia è un alimento a base di un chicco bianco simile al fagiolo consumato in tutto il mondo e originario dell'Asia.

Attualmente possiamo trovare la soia in molti alimenti che fingono di essere carne.

Negli studi di ricerca sulla popolazione, il consumo di soia è stato confrontato con l'alopecia areata e si è concluso che le popolazioni che consumavano più soia avevano una prevalenza inferiore del 50% di alopecia areata tra i loro abitanti. Pertanto, il consumo regolare di soia potrebbe aiutare a prevenire l'alopecia areata.

Una semplice raccomandazione sarebbe quella di consumare soia due volte alla settimana, in una qualsiasi delle sue presentazioni.

Glutine

Il glutine è una proteina e si trova normalmente nei cereali ad eccezione dei chicchi di mais. Le persone affette da celiachia sono intolleranti al glutine e il suo consumo può produrre alterazioni del sistema immunitario e un'infiammazione generale del corpo umano compreso il cuoio capelluto che causa la caduta dei capelli.

Una dieta priva di glutine nelle persone affette da celiachia sembra stimolare la crescita dei capelli. Ma la diagnosi di celiachia deve essere condotta da un medico.

Puoi capire se un alimento confezionato contiene glutine controllando la sua etichetta. Inoltre, alcuni alimenti che contengono glutine sono pane, birra, torte e biscotti.

Alcool

In questa raccomandazione dobbiamo stare attenti. Gli studi suggeriscono che il consumo di alcol aiuta a ridurre la perdita di capelli dovuta allo stress, perché è un rilassante naturale, tuttavia, ricorda che il consumo eccessivo di alcol è correlato ad altre malattie come la cirrosi.

La raccomandazione per gli uomini è di due birre da 350 millilitri e per le donne solo una birra al giorno. Tuttavia, il consumo di alcol è correlato con un aumento della perdita di capelli nelle donne.[1]

Le persone che consumano alcol possono anche sviluppare alcolismo. È più consigliabile cercare altri modi per gestire lo stress, come la meditazione

Omega 3 ·

È un olio essenziale di cui il corpo ha bisogno e può essere raggiunto solo attraverso alcuni alimenti specifici. Aiuta ad evitare le malattie infiammatorie e quindi regola anche il sistema immunitario e previene lo sviluppo di alopecia areata. La maggior parte delle persone ha un apporto carente di Omega 3.

Gli alimenti che contengono Omega 3 sono tonno, sardina e salmone, lino e semi di zucca.

Il consumo di Omega 3 è particolarmente raccomandato per i minori. Si consiglia di integrarlo solo sotto la supervisione di un nutrizionista o di un medico.

Zenzero *Zingiber officinale*

È una pianta di origine asiatica, la sua radice è usata come condimento o ingrediente nella cucina europea e asiatica per secoli, grazie al suo sapore unico. È stato attribuito molti benefici alla salute umana perché contiene molti antiossidanti.

Il suo consumo regolare aiuta a ridurre gli effetti dell'alopecia areata. Esistono integratori alimentari di zenzero, i [6]più consigliati sono quelli che hanno l'etichetta di prodotto biologico, un nutrizionista o un medico deve supervisionarne il consumo, soprattutto nei minori e nelle persone che consumano medicinali.

Vitamina D

La vitamina D è un composto organico vitale per il corretto funzionamento del corpo umano, tuttavia, il corpo non lo produce dasolo e ha bisogno di consumarlo nella dieta, inoltre, le persone devono anche essere esposte ai raggi del sole per produrre vitamina D3.

Bassi livelli di vitamina D sono correlati con l'alopecia areata e quindi, cosa più importante, nell'alopecia infantile, è anche correlata alla perdita di capelli femminile.

Questa vitamina può essere ottenuta in alimenti come olio di fegato di merluzzo, tonno fresco, fegato di pollo, fegato di manzo, latte, yogurt, formaggio, tra gli altri.

L'integrazione di vitamina D deve essere supervisionata da un nutrizionista o da un medico, perché un eccesso di vitamina D può causare avvelenamento. [7]

Mela *Malus pumila*

È una varietà di mela che cresce nel sud Italia, più piccola della mela normale e contiene un contenuto più elevato di polifenoli legati alla minore caduta dei capelli.

Questa mela aumenta la durata media della vita dei capelli, la densità e il livello di cheratina; pertanto, è raccomandato per le persone che hanno capelli opachi o molto sottili causati dallo stress.[8]

Il consumo regolare di qualsiasi tipo di mela aiuta anche a ridurre la caduta dei capelli, perché tutti i tipi di mele contengono flavonoidi, anche se in misura minore.

Aglio Allium sativum

L'aglio è una pianta che è stata usata per millenni come condimento per il cibo in Europa e in Asia. I suoi bulbi sono la parte che viene utilizzata in cucina e che contienen un sacco di sostanze nutritive come flavonoidi e zinco.

Il suo consumo è correlato con una migliore stolud della pelle sul cuoio capelluto e con una maggiore protezione dai raggi UV.

È particolarmente raccomandato per gli uomini e le persone che hanno già una significativa perdita di capelli per evitare danni UV alla pelle esposta della testa.[8]

Rimedi erboristici comprovati

Olio di Tamanu Calophyllum inophyllum

È una pianta originaria della regione polinesiana, tradizionalmente usata per trattare la caduta dei capelli. Vale la pena ricordare che in questa regione diverse piante sono usate per trattare la caduta dei capelli, tuttavia, gli studi dimostrano che solo l'olio di tamanu *Calophyllum inophyllum* può ridurre la caduta dei capelli.

Ha un'importante capacità antinfiammatoria ed è quindi raccomandato di più per le persone che hanno un sistema immunitario affetto come le persone che hanno l'alopecia areata o per le persone con obesità e che hanno alopecia normale o perdita di capelli di tipo femminile.[9]

Thuja orientalis

È una pianta che è stata usata per molti anni in Asia per trattare le persone che hanno la caduta dei capelli. La parte della pianta che viene utilizzata sono le foglie che vengono macinate e bollite ripetutamente per ottenere un estratto concentrato.

Negli ultimi anni sono stati condotti studi che dimostrano che l'applicazione continua sul cuoio capelluto dell'estratto concentrato di *Thuja orientalis* favorisce la crescita dei capelli. Attualmente può essere ottenuto commercialmente facilmente.[10]

Ginseng Panax ginseng

Il ginseng è una piccola pianta dell'Asia, la sua radice è stata usata per millenni nella medicina tradizionale asiatica per curare varie malattie.

Il ginseng rosso coreano è stato utilizzato come integratore alimentare per aumentare la crescita dei capelli, gli studi dimostrano che stimola le cellule del follicolo pilifero che hanno perso la loro funzione a causa dello stress e aumenta l'emivita dei capelli per prevenirne la caduta.[8]

È più raccomandato per gli adulti e non per i bambini. È particolarmente raccomandato per le donne che hanno stress cronico e hanno una perdita di capelli femminile.

Caffè Caffè Arabica

Il caffè è un seme che contiene livelli elevati di caffeina, normalmente consumati dopo la tostatura e la macinatura, sotto forma di bevanda calda.

Tuttavia, il consumo di caffeina non aiuta a prevenire la caduta dei capelli, la caffeina deve essere applicata al cuoio capelluto per aiutare la crescita dei capelli nelle donne e negli uomini. Aiuta anche la prevenzione della caduta dei capelli.[8]

Attualmente ci sono shampoo e tonici per capelli sul mercato che contengono caffeina. I risultati non sono immediati e si consiglia di seguire un trattamento per un periodo superiore a due mesi.

Ulmus davidiana

È una pianta utilizzata nella medicina tradizionale coreana. Viene utilizzato un estratto della corteccia e quindi spalmato sulla testa.

L'estratto aiuta le cellule del follicolo pilifero a generare capelli in modo normale e prevenirne la caduta.

Attualmente è in fase di studio e sono stati ottenuti risultati positivi contro la caduta dei capelli, tuttavia, non è ancora disponibile per la commercializzazione, si prevede che sarà disponibile nei prossimi anni quando i risultati genereranno interesse commerciale nel pubblico e nelle aziende cosmetiche.[11]

Conclusioni

La prima e più importante cosa è determinare di che tipo di alopecia si soffre. Per questo è importante una diagnosi medica accurata.

Quindi possiamo identificare in questo libro quale delle cause può essere quella che ha causato la caduta dei capelli e quindi determinare quali abitudini possiamo cambiare e come possiamo modificare la nostra dieta per evitare la caduta dei capelli.

In questo libro troverai molti consigli per migliorare le abitudini e l'alimentazione per evitare o diminuire la caduta dei capelli. I risultati in ogni persona possono variarer, quindi, si consiglia di provare ciascuna delle raccomandazioni della tesi per due mesi per osservare se la perdita di capelli è diminuita, prima di provare un'altra raccomandazione.

Le raccomandazioni generali che possiamo osservare per tutti i tipi di alopecia sono, mantenere un peso sano, evitare di fumare e migliorare i nostri livelli di vitamina D.

Gratitudine

Tutti i miei ringraziamenti vanno alle persone che hanno acquistato questo libro e vogliono utilizzare le informazioni per migliorare la loro vita e la loro salute, o quella di una persona cara.

Ricordati di lasciare i tuoi commenti e vota questo libro sulla piattaforma in cui l'hai acquistato.

Puoi suggerire un argomento o farmi una domanda nel seguente numero WhatsApp: +52 777 109 5835.

Bibliografia

1. Yi, Y. *et al.* Effect of Behavioral Factors on Severity of Female Pattern Hair Loss: An Ordinal Logistic Regression Analysis. *International Journal of Medical Sciences* **17**, 1584 (2020).

2. Özcan, D. Pediatric androgenetic alopecia: a retrospective review of clinical characteristics, hormonal assays and metabolic syndrome risk factors in 23 patients. *Anais Brasileiros de Dermatologia* **97**, 166–172 (2022).

3. Albaker, W. *et al.* Anabolic–Androgenic Steroid Abuse among Gym Users, Eastern Province, Saudi Arabia. *Medicina (B Aires)* **57**, (2021).

4. Peters, E. M. J. *et al.* Hair and stress: A pilot study of hair and cytokine balance alteration in healthy young women under major exam stress. *PLoS ONE* **12**, (2017).

5. George, E. A. *et al.* Influence of climate factors on pediatric alopecia areata flares in Philadelphia, Pennsylvania. *Scientific Reports* **11**, 21034 (2021).

6. Jaganjac, M., Tisma, V. S. & Zarkovic, N. Short Overview of Some Assays for the Measurement of Antioxidant Activity of Natural Products and Their Relevance in Dermatology. *Molecules* **26**, (2021).

7.   Gerkowicz, A., Chyl-Surdacka, K., Krasowska, D. & Chodorowska, G. The Role of Vitamin D in Non-Scarring Alopecia. *International Journal of Molecular Sciences* **18**, (2017).

8.   Bassino, E., Gasparri, F. & Munaron, L. Protective Role of Nutritional Plants Containing Flavonoids in Hair Follicle Disruption: A Review. *International Journal of Molecular Sciences* **21**, (2020).

9.   Hughes, K. *et al.* Hair Growth Activity of Three Plants of the Polynesian Cosmetopoeia and Their Regulatory Effect on Dermal Papilla Cells. *Molecules* **25**, (2020).

10.   Zhang, N. nan, Park, D. K. & Park, H. J. Hair growth-promoting activity of hot water extract of Thuja orientalis. *BMC Complementary and Alternative Medicine* **13**, 9 (2013).

11.   Kwon, Y. E., Choi, S. E. & Park, K. H. Regulation of Cytokines and Dihydrotestosterone Production in Human Hair Follicle Papilla Cells by Supercritical Extraction-Residues Extract of Ulmus davidiana. *Molecules* **27**, (2022).

www.ingramcontent.com/pod-product-compliance
Lightning Source LLC
Chambersburg PA
CBHW070101260726
48658CB00002B/947